AF385346

PHTHISIE PULMONAIRE

ET

MALADIES DE L'APPAREIL RESPIRATOIRE

RÉPUTÉES INCURABLES

TRAITEMENT PHYSIQUE — GUÉRISON

MÉMOIRE PRÉSENTÉ A L'INSTITUT DE FRANCE

Par le Docteur A. BERTRAND

20, rue des Martyrs, à Paris

« Ut verà sit veritas; credentibus haud indiget; in unius hæc ore sit, vel jaceat, sepulta, sibi sufficit expectans diem judicii. »
J.-P. FRANCK. — *In præfact. ab. Joh. Franck. rat. inst. clin. Ticeneus, p. XLVI.*

Pourvu qu'une vérité soit évidente, elle ne manquera pas d'adeptes; il suffit qu'elle soit dans la bouche d'un seul homme et qu'elle y demeure jusqu'au jour où elle pourra être appréciée.
Dr BERTRAND.

PARIS

IMPRIMERIE DE A. DUTEMPLE

RUE DES CANETTES, 7

—

1874

PHTHISIE PULMONAIRE

ET

MALADIES DE L'APPAREIL RESPIRATOIRE

RÉPUTÉES INCURABLES

TRAITEMENT PHYSIQUE — GUÉRISON

PHTHISIE PULMONAIRE

ET

MALADIES DE L'APPAREIL RESPIRATOIRE

RÉPUTÉES INCURABLES

TRAITEMENT PHYSIQUE — GUÉRISON

MÉMOIRE PRÉSENTÉ A L'INSTITUT DE FRANCE

PAR LE DOCTEUR A. BERTRAND

20, rue des Martyrs, à Paris

« Ut verà sit veritas; credentibus haud indiget; in unius hæc ore sit, vel jaceat, sepulta, sibi sufficit expectans diem judicii. »

J.-P. FRANCK — *In præfart. ab. Joh. Franck. rat. inst. clin. Ticeneus, p. XLVI.*

Pourvu qu'une vérité soit évidente, elle ne manquera pas d'adeptes; il suffit qu'elle soit dans la bouche d'un seul homme et qu'elle y demeure jusqu'au jour où elle pourra être appréciée.
Dr BERTRAND.

PARIS

IMPRIMERIE DE A. DUTEMPLE

RUE DES CANETTES, 7

1874

PHTHISIE PULMONAIRE

ET

MALADIES DE L'APPAREIL RESPIRATOIRE

RÉPUTÉES INCURABLES

CHAPITRE PREMIER

La *phthisie* ou *tuberculisation pulmonaire*, est la plus meurtrière des maladies connues.

Tous les pays tempérés de l'Europe lui payent un large tribut, et si l'Orient est décimé par le choléra, l'Amérique par la fièvre jaune, les grandes villes de France, d'Angleterre, de Russie et d'Allemagne n'ont rien à leur envier : elles ont la phthisie.

Cette redoutable affection se rit de toutes les ressources de la thérapeutique. Les traitements les plus rationnels et les mieux conduits; la chimiâtrie la plus précise; l'empirisme le plus audacieux sont également impuissants.

La mort est la règle.

Tout sujet atteint de phthisie succombe presque fatalement; toute famille de tuberculeux arrive à s'éteindre.

D'heureux croisements de races ont semblé enrayer la marche de la maladie; mais une observation attentive révèle bientôt chez les descendants les traces profondes de l'affection.

Chez eux, la constitution se distingue par une faiblesse remarquable de la circulation et des puissances musculaires chargées de l'expectoration ; le squelette est petit, et le système lymphatique très-développé, les prédispose à la scrofule, jusqu'au moment où les tubercules font une nouvelle apparition.

L'hérédité recommence, frappant simultanément les garçons et les filles, épargnant quelquefois les uns au détriment des autres ; mais elle existe toujours, et des parents qui avaient été respectés par la maladie ont souvent engendré des enfants phthisiques et les ont vu succomber.

Ces faits, dont l'exactitude est rigoureuse, ont constamment provoqué de laborieuses recherches dans le but de guérir cette redoutable affection.

Mais jusqu'à aujourd'hui aucun effort entrepris dans ce sens n'a été couronné de succès ; les médecins les plus célèbres ont renoncé à résoudre ce grand problème, de sorte qu'il ne faut pas espérer guérir la phthisie par la médication usuelle.

Si quelques guérisons ont pu être obtenues, elles sont si peu nombreuses qu'on doit les considérer comme accidentelles, car l'emploi souvent répété du même traitement, et dans des conditions toujours semblables, n'a plus donné ce que l'on croyait pouvoir attendre de lui : les malades sont morts ; le remède n'était pas un spécifique.

La médecine symptomatique soulage tout au plus d'une façon éphémère et ne donne pas un résultat plus favorable.

De sorte que nous sommes complétement impuissants contre cette maladie.

L'aveu est pénible à enregistrer ; mais je suis obligé de dire la vérité.

Chaque médecin a son remède de prédilection; tous arrivent au même but.

L'un préconise les corps gras, l'huile de foie de morue, les vésicatoires, les cautères.

L'autre se sera bien trouvé de l'iode, des iodures.

Celui-ci vantera la chaux, la soude, l'arsenic, le plomb, le mercure, l'antimoine.

Celui-là plus anodin donnera la préférence aux eaux minérales, aux pulvérisations médicamenteuses, aux fumigations de chlore, de goudron, de gaz d'éclairage.

Tous vanteront les excellents effets du lait, de l'opium, des expectorants, et en résumé ils n'obtiendront aucune guérison.

Cependant n'est-il pas permis de se demander si le remède ne se trouve pas à côté du mal, et si l'esprit humain, égaré dans ses investigations, ne va pas chercher au loin ce qu'il a sous la main?

Il est des pays où la phthisie est presque inconnue; des climats dans lesquels son développement ne peut s'effectuer et son évolution s'arrête.

Enfin, même sous notre latitude, il y a des cas authentiques de phthisiques guéris spontanément.

Par conséquent ces faits nous forcent de convenir que le milieu ambiant dans lequel vit l'homme l'empêche de contracter la maladie ou la détruit si elle existe déjà.

Les médicaments sont impuissants et inutiles.

C'est dans cet espoir, fort légitime du reste, que chaque année, au début de l'hiver, les phthisiques émigrent vers des régions plus chaudes. Ils ne sont en général pas heureux dans leur choix, car Nice, dont la température passe pour convenir le mieux à la cure de cette affection, est une des plus mauvaises stations que l'on puisse choisir.

Il règne dans cette ville une chaleur assez intense en hiver, à laquelle succèdent brusquement des vents secs et froids dont l'effet est très-pernicieux.

Il ne suffit pas que le climat soit chaud, et le pays situé sur le bord de la mer, mais il est absolument indispensable qu'il y règne une température toujours uniforme. Alger, Alexandrie, Madère, sont à l'abri de ces soudaines perturbations atmosphériques.

C'est donc dans l'atmosphère qu'il faut chercher l'agent le plus actif de ces guérisons. C'est aux divers éléments qui la composent que l'on doit s'adresser.

L'atmosphère rend possible la vie des animaux et des végétaux.

Les phénomènes extraordinaires dont elle est le théâtre ; les effets produits par les changements incessants qui s'opèrent continuellement dans sa condition physique, sont les causes et le principe de cette vie, qu'elle modifie de mille façons diverses.

Par ses gaz, son calorique, sa lumière, son électricité, ses vapeurs, son poids, son agitation, elle produit beaucoup de maladies ; elle en guérit beaucoup !

Si l'atmosphère agit par l'oxygène et l'azote contenus dans l'air respirable ; elle agit aussi par son électricité (les effets de la foudre sont là), par sa lumière, sa chaleur, son humidité, ses miasmes, et c'est l'emploi thérapeutique de ces éléments qui m'ont fourni les moyens de guérir la maladie dont je m'occupe.

CHAPITRE II

Avant de parler du traitement d'une maladie, il est bon de faire connaître la nature de cette affection ; cette utilité est incontestable ; en médecine, l'annonce d'un fait nouveau, sortant des règles généralement admises, peut être mal comprise quelquefois et amèrement critiquée.

En théorie, le champ des hypothèses est très-vaste ; chacun croit avoir mieux vu ou mieux fait que son voisin, aussi pourrait-il arriver que, publiant un jour la statistique des guérisons obtenues par ma méthode, les chiffres avancés soient l'objet de discussions toujours fort regrettables.

L'erreur ne pourrait porter que sur le diagnostic de la maladie ; mais elle n'est pas possible, les symptômes en sont trop nombreux et surtout trop évidents, pour admettre un seul instant que j'aie pu m'égarer en taxant de phthisique un homme qui ne l'était pas.

Cependant, je tiens à bien préciser ce qu'est la phthisie, non pour mes honorables confrères, mais pour les gens du monde, qui ont bien le droit de n'avoir pas les mêmes connaissances ; j'ai la certitude qu'il leur sera agréable d'être éclairés sur ce point, et la description succincte que je vais leur en donner les intéressera sans doute.

La *phthisie* est une affection générale de l'organisme ; le *tubercule*, élément anatomique de la maladie, se localise de préférence dans le poumon, où il se développe rapidement, parce que cet organe réunit au suprême degré les conditions les plus favorables à son évolution; ce qui n'empêche pas de le rencontrer fréquemment aussi dans les autres parties du corps, les muscles, la substance nerveuse et les os.

Le tubercule est un corps amorphe constitué par des cellules sphériques. A un moment donné elles subissent la dégénérescence graisseuse, c'est-à-dire qu'elle se ramollissent en changeant de nature et d'aspect.

Ce changement a lieu du centre à la circonférence.

Ainsi, l'incision d'un tubercule en voie de ramollissement se présente avec un point jaunâtre au centre, tandis que la périphérie reste blanche; peu à peu ce point jaune augmente de volume pour envahir complétement le tubercule.

Puis les cellules ramollies se dissocient, la cohésion qui les maintenait réunies disparaît, elles deviennent liquide purulent, pour constituer un véritable abcès logé dans la substance pulmonaire.

Si plusieurs masses tuberculeuses purulentes se réunissent, elles forment une *vomique*. Celle-ci érode et perfore les parois des vésicules pulmonaires qui l'entourent; elle se fraye un passage par les grosses bronches, et le malade l'expectore sous forme de crachats ou de vomissements mêlés de pus et de sang.

La cavité qui renfermait ce pus reste béante et constitue la *caverne* pulmonaire plus ou moins vaste, plus ou moins anfractueuse.

Ce tubercule joue dans le poumon le rôle d'un corps étranger; à ce titre il provoque de l'inflammation ainsi que le cortége symptomatique de cet état, fièvre, douleur, congestion.

La conséquence de la congestion se traduit par de la dyspnée et de la toux, indépendamment des bruits du souffle, des crépitations, des craquements que le médecin perçoit au niveau du point malade.

Bientôt la constitution commençant à se détériorer, cet état morbide occasionne des sueurs éphémères ou continues, surtout la nuit; l'expectoration est purulente, légèrement teintée de sang; l'amaigrissement ne tarde pas à se produire.

A ce moment l'état du malade est très-grave et, sans être immédiate, sa mort est presque certaine.

Les tubercules commençant à se ramollir, la suppuration devient plus abondante; le tissu pulmonaire pérituberculeux participe à cette destruction. Il se creuse des cavernes plus ou moins grandes, séparées les unes des autres, dans les cas les plus heureux, par des îlots de poumon sain.

Mais si la matière tuberculeuse a été disposée en grandes masses, ces portions de substance pulmonaire sont congestionnées, enflammées, indurées, et ne tardent pas à suppurer à leur tour.

Tous les symptômes s'aggravant, la cachexie devient plus profonde, le pouls plus fréquent; la chaleur est vive et âcre, avec exacerbations le soir; les joues sont rouges et plaquées; les sueurs continuelles; la diarrhée se développe, et ce signe est des plus graves, car en général il est l'indice d'une résorption putride. Les vomissements surviennent parce que l'estomac est devenu intolérant ou tuberculeux.

L'amaigrissement augmente encore; le facies surtout est particulier, le nez s'allonge et semble pointu, les yeux sont caves, les tempes creuses, les oreilles, froides et racornies, s'éloignent de la tête; la bouche est sèche et entr'ouverte; la peau revet une teinte terreuse.

L'oppression atteint ses dernières limites.

Chez les femmes, les menstrues sont depuis longtemps supprimées.

L'expectoration est incessante; quelquefois d'abondantes hémoptysies ont eu lieu.

Enfin le malade tombe dans le marasme le plus profond, et la mort vient bientôt le délivrer de ses souffrances et de ses angoisses.

Pour *la pneumonie caséeuse*, la marche de la maladie, sauf de très-légères variantes, est absolument la même, et la terminaison tout aussi fatale.

En résumé, la phthisie, quelle que soit sa forme, se termine constamment par la mort. Elle arrive tôt ou tard, en quelques semaines ou quelques mois, suivant une infinité de circonstances de constitution, de complication et surtout suivant la facilité ou la difficulté de l'expectoration.

CHAPITRE III

De cette exposition sommaire résulte que pour guérir cette terrible maladie il faut remplir les indications suivantes :

1° Expulser la matière tuberculeuse déjà formée.

2° Empêcher sa reproduction en cet endroit.

3° Cicatriser les cavernes existantes.

4° Modifier l'organisme au point de déterminer la résorption de la matière tuberculeuse partout où elle se trouve, tout en évitant l'intoxication quelle peut produire.

La réalisation de ces quatre propositions ne peut s'obtenir avec les ressources de la pharmacopée actuelle.

L'expulsion de la matière tuberculeuse a lieu par les crachats, c'est la seule voie possible ; il faut qu'elle sorte. Compter sur sa destruction par des réactions chimiques ou sur leur dessication, c'est demander l'impossible ; l'expérience l'a prouvé. Mieux vaudrait chercher à déterminer la quadrature du cercle ou le mouvement perpétuel.

Chaque fois que dans une maladie pulmonaire l'expectoration s'arrête, que les sécrétions bronchiques deviennent écumeuses et produisent des ronchus dans le poumon, toutes les indications s'effacent devant celle-ci : *il faut débarasser les voies aériennes de la matière qui les obstrue*, ou bien *le malade meurt asphyxié*.

Les expectorants, les vomitifs ne réussissent pas toujours ; ils sont insuffisants.

Il ne reste d'autre ressource qu'à provoquer la contraction des muscles thoraciques et du diaphragme, pour obtenir une respiration exagérée, ou mieux encore à réveiller la contractilité pulmonaire et l'élasticité des parois des vésicules bronchiques, afin de détacher les sécrétions des surfaces sécrétantes où elles adhèrent.

Ces contractions doivent être puissantes, longtemps soutenues, afin que ces matières soient conduites dans les grosses bronches et leur expectoration possible et naturelle.

Si le malade est averti du danger qui le menace, son désespoir lui fournira peut-être l'énergie suffisante et nécessaire à cette expulsion, car le péril donne la volonté et celle-ci engendre la puissance.

Mais il est bien préférable de rendre cette expulsion facile en la déterminant peu à peu, sans que le malade soit obligé de prêter un concours trop actif et dépenser ses forces. J'obtiens ce résultat, et je l'ai toujours produit en employant le procédé que j'indiquerai plus loin. Cependant il ne faut pas attendre pour l'appliquer la suffocation complète du malade ou la destruction totale du poumon, quand il est constitué par un magma de tubercules ramollis et de pus, sans la moindre parcelle de tissu sain.

Si j'ai le bonheur de guérir des phthisiques, ma puissance ne peut ressusciter les morts.

Ce traitement donne de brillants résultats, même lorsque les tubercules subissent la fonte purulente et, que l'auscultation, indiquant l'arrêt prochain de l'expectoration, annonce le commencement des phénomènes asphyxiques.

Passé ce terme, nulle puissance humaine ne saurait sauver le malade.

A plus forte raison pourra-t-on agir avec succès quand la matière phymique, à l'état de crudité, laissera la respiration s'accomplir avec assez de liberté ; le tubercule sera vite ramolli et chassé.

L'expulsion de ces matières provoque une rapide cicatrisation des cavernes. L'air, arrivant sur des surfaces et dans des cavités à parois ulcérées, peut exercer son action vivifiante et les cicatriser.

Sa pénétration dans les vésicules pulmonaires, congestionnées, enflammées et aplaties, les oblige à s'ouvrir en se déplissant.

Alors l'hématose redevient possible, et l'hématose, c'est la vie.

La seconde action déterminée par l'expansion des cellules pulmonaires consiste en une série de compressions et de relâchements alternatifs, exercés sur les vaisseaux sanguins, formant dans la masse de l'organe un réseau inextricable d'une ténuité et d'une richesse incomparable.

Il s'ensuit que le mouvement circulatoire s'accélère là où il existait encore et se reproduit dans les vaisseaux où il était arrêté.

Les stases sanguines, les indurations congestives disparaissent peu à peu ; avec elles s'évanouit le danger produit par les accidents inflammatoires dont j'ai parlé plus haut.

Que le médecin soit en outre très-attentif à placer son malade dans une atmosphère tiède; l'air sec et chaud, fréquemment introduit dans l'appareil respiratoire, favorise l'évaporation des mucosités qui s'y trouvent et contribuera à compléter la guérison.

L'oreille percevra bien le souffle amphorique de la caverne, la pectoriloquie persistera encore longtemps, mais la cavité ne sécrétant plus rien, ses parois se rapprocheront peu à peu; elle se cicatrisera.

Cette guérison a lieu par la formation d'un tissu cicatriciel. En effet, il est plus naturel de poursuivre le développement de ce tissu que de vouloir incruster les cavernes par des matières calcaires administrées au malade à des doses souvent extra-physiologiques, surtout si l'on considère que ces crétifications n'ont jamais lieu.

Quand un poumon est blessé d'un coup d'épée ou perforé par une balle, il ne viendra jamais à l'esprit du chirurgien d'administrer de la chaux à son malade; il cherche au contraire à favoriser la production d'un tissu cicatriciel solide, et la nature aidant, il réussit presque toujours. Cela m'est souvent arrivé.

Il est illogique d'agir différemment, j'expliquerai même un jour que la chaux est nuisible.

CHAPITRE IV

A priori, il n'était pas facile de mettre en jeu les puissances contractiles de l'appareil respiratoire.

On avait essayé l'emploi de pressions extérieures faites sur le thorax ou sur le diaphragme par la médiation des muscles abdominaux ; mais cette respiration artificielle, remplissant très-imparfaitement le but proposé, le besoin d'une méthode sûre et plus efficace se faisait énergiquement sentir.

L'anatomo-physiologie me traçait la voie à suivre : elle nous apprend que la sensibilité tactile des bronches est sous la dépendance du *nerf pneumogastrique.*

Il fournit à la trachée, aux poumons et aux bronches de nombreux rameaux qui s'anastomosent aux filets venus de la portion cervicale des nerfs du grand sympathique, pour former un plexus nerveux autour de la racine des poumons et accompagner l'arbre bronchique jusque dans ses divisions terminales.

La section ou la compression d'un pneumogastrique au cou d'un animal détermine immédiatement l'abolition de la contractilité de ce poumon et la suffocation.

Si l'expérience a été faite sur les deux pneumogastriques, les deux poumons sont paralysés et la mort par asphyxie est foudroyante.

Dans un poumon farci et densifié par des tubercules, le pneumogastrique subit une compression générale qui en suspend les fonctions ; souvent même ses filets sont détruits, il en résulte un trouble pulmonaire grave, amenant une *diminution du nombre des mouvements respiratoires et une asphyxie lente.*

Cette asphyxie occasionne l'engorgement et l'hépatisation d'une plus ou moins grande partie du poumon ; la respiration devient de plus en plus gênée.

Enfin, sous l'influence de cette congestion, il survient dans les bronches une exhalation sero-œdemateuse de mucosités qui rend cette asphyxie presque complète.

Outre son action sur le poumon, le pneumogastrique gauche exerce une grande influence sur les mouvements du cœur. La section ou la compression de ce nerf augmente quelquefois du double les battements de cet organe.

Or, si dans les vaisseaux paralysés et déjà distendus le cœur lance, dans un temps donné, une quantité de sang double de celle qu'à l'état normal, ils recevaient dans le même laps de temps ; les désordres congestifs seront poussés à l'excès : il se produira des ruptures capillaires et des apoplexies pulmonaires amenant des hémoptysies quelquefois très-abondantes.

Ces faits sont indiscutables.

Donc, puisque dans un poumon rempli de tubercules, congestionné ou creusé de vastes cavernes, le pneumogastrique fonctionne mal ou pas du tout, le moyen qui permettra à ce nerf d'innerver efficacement le poumon empêchera aussi l'asphyxie d'avoir lieu, rétablira la respiration et permettra l'expectoration et l'hématose.

Pour arriver à ce résultat, il faut détruire les pressions qui altèrent les fonctions du nerf pneumogastrique ; c'est par l'action des courants électriques que cette indication est remplie avec le plus grand succès.

En 1842 mourait subitement, dans le service de M. Velpeau, un homme qui, pendant son séjour à la Clinique, n'avait présenté d'autres symptômes qu'une toux continuelle et de la dyspnée.

A l'autopsie on trouva une dilatation exagérée des vésicules terminales du poumon droit, qu'obstruait une écume jaunâtre, et une masse de ganglions dont les uns étaient purulents et les autres infiltrés d'une matière blanche non ramollie, en tout semblable à celle des tubercules.

Cette masse englobait le pneumogastrique qui, dans une étendue de deux centimètres environ, était hypertrophié, ramolli et désorganisé. Cet homme était atteint de *phthisie ganglionnaire*; le savant professeur attribua cette brusque asphyxie mortelle aux pressions subies par le nerf dont il est question.

Des recherches faites en ce sens par MM. Marchal de Calvi, Rilliet et Barthez, leur permit de rassembler plusieurs cas analogues à celui-ci.

Je cite cette observation parce qu'elle confirme pleinement les faits avancés, à savoir : que les phènomènes mécaniques, dans les affections pulmonaires, déterminent la mort, et qu'un traitement mécanique peut seul guérir le malade.

CHAPITRE V

Avant de m'étendre sur le traitement qui m'a donné les meilleurs résultats, il est utile de s'arrêter un instant sur la thérapeutique par l'électricité en général.

Il faut avouer que son application a souvent été faite d'une manière laissant beaucoup à désirer.

Ainsi il est de règle de l'employer surtout dans les affections paralytiques et les névroses. Cependant lorsque ces maladies guérissent on a le droit de se demander si ces cures n'auraient pas eu lieu sans le secours de l'électricité, puisque comme indication capitale de sa mise en action, tous les praticiens recommandent d'attendre un commencement de disparition pour la névrose, ou la réapparition des mouvements dans la paralysie.

L'on répondra à cette objection que son emploi judicieux et prolongé hâte la guérison définitive.

Cette explication n'est pas sérieuse, et je crois que ces maladies se passeraient fort bien de cet auxiliaire tardif.

L'électricité, dans ces cas, représente des troupes qui s'attribueraient la victoire parce qu'elles auraient occupé sur un champ de bataille des positions enlevées par d'autres soldats.

En second lieu si l'électricité médicale est appliquée par quelques confrères intelligents et instruits, elle est malheureusement aussi tombée dans le domaine de gens sans aucune valeur scientifique, qui s'en servent indistinctement pour tous les malades, dont en général ils aggravent la situation. Ceux-ci, séduits d'abord par de mirifiques annonces, regrettent bientôt amèrement leur trop confiante crédulité ; ils arrivent à refuser toute valeur curative à ces traitements et les discréditent.

Il arrive aussi que les appareils dont se servent ces empiriques leur sont complétement inconnus. Dans le commerce on trouve des machines construites sur les données d'hommes honorables ; ils en achètent une et cela leur suffit.

Je n'ai pas l'intention de critiquer ces divers instruments ; chacun d'eux réunit des qualités qui doivent en déterminer l'emploi ; c'est à l'opérateur à savoir quel usage il peut en faire.

Je me bornerai à dire qu'il ne faut pas demander à un appareil ce qu'il ne peut donner.

Si l'on veut agir sur un poumon tuberculisé, par exemple, l'on doit éviter de l'exciter par un courant d'induction de premier ou de second ordre, qui très-convenable pour réveiller la contractilité musculaire, se trouve impuissant dans la phthisie et devient dangereux.

L'électricité produit des effets différents suivant la source d'où elle émane et les modifications apportées à son dégagement ; il serait téméraire de vouloir l'appliquer à la cure des maladies sans connaître à fond les diverses propriétés de chacun des courants qu'elle est susceptible de déterminer

Jusqu'à ce jour on a négligé l'étude de l'action électrique sur le poumon ; dans les nombreux ouvrages qui traitent de cette matière on cherchera en vain un renseignement utile.

Ce que j'avance est complétement nouveau : je revendique pour moi la découverte et la réglementation du traitement de la phthisie pulmonaire par l'électricité, et je suis heureux de faire profiter la science et les malades du fruit de mes études et de mes observations.

Je saisis cette occasion pour faire remarquer que je ne suis pas ce que l'on appelle un spécialiste, désormais voué à la cure des maladies pulmonaires et à l'emploi de l'électricité. La spécialité ne peut exister en médecine : le médecin complet doit être aussi apte à pratiquer une opération chirurgicale qu'à soigner une bronchite, car la science médicale forme un ensemble de connaissances qu'il faut toutes posséder à un degré égal, c'est-à-dire en entier, sous peine de ne pas être à la hauteur de sa mission.

Donc, entre mes mains, l'électricité est un agent que j'emploie lorsque j'en trouve l'application utile, mais pas plus souvent que les autres moyens et à leur exclusion.

CHAPITRE VI

Cela posé, je dis que le fluide électrique est un des plus grands modificateurs de notre organisme.

Dans le traitement des maladies chroniques et réputées incurables, on attribue une grande importance au milieu dans lequel le corps est plongé.

Ce milieu, c'est l'atmosphère. On exige de lui certaines qualités. L'hygiène s'occupe beaucoup de sa pureté, de sa température, etc., mais elle ne dit rien de son état électrique. Pourtant c'est là un de ses éléments constitutifs le plus remarquable.

Sa variabilité est extraordinaire : plusieurs fois par jour l'atmosphère change de signe électrique ; le sol est toujours chargé de fluide négatif dont la tension est modifiée suivant la température et l'état hygrométrique de l'air. L'éclair, le bruit du tonnerre, la foudre sont les manifestations gigantesques de ces phénomènes dans les hautes régions atmosphériques.

Je puis donc m'étonner qu'avant moi l'on ait oublié de mettre en cause cet agent physique, pour lui rendre sa part de responsabilité dans le bien et le mal qu'il exerce sur tous les êtres organisés, hommes et animaux, afin de nous en servir quand il est utile et le combattre s'il devient nuisible.

Cette électricité atmosphérique produit une foule de malaises passagers, aussi rapides que son état : lourdeur de tête, malaise, congestion, hémorrhagies, etc. Que l'oxygène de l'air s'électrise et passe à l'état d'*ozone*, les cliniciens connaissent bien la mauvaise influence qu'il exerce sur les maladies.

Voilà pourquoi j'ai été conduit à me servir de l'électricité et de l'air comme moyen curatif principal et presque exclusif dans toutes les affections pulmonaires graves ; et j'ai pour cela déterminé quelle espèce d'électricité était la plus convenable dans tel ou tel cas.

L'électricité affecte deux manières d'être : l'une appelée *électricité statique*, parce quelle reste déposée en couches plus ou moins épaisses, s'accumulant à l'état de tension à la surface des corps ; l'autre se meut, au contraire, avec une vitesse prodigieuse et produit des effets remarquables : c'est *l'électricité dynamique*.

Celle-ci, suivant qu'elle émane d'une pile, s'appelle *électricité galvanique* ; si elle est engendrée par un aimant, on la nomme *électricité magnétique*.

Il existe dans le commerce une infinité d'appareils connus sous le nom de machines galvano-électriques et magnéto-électriques ; elles donnent des manifestations propres à chacune de ces électricités.

Différents quant à leur origine, ces deux fluides déterminent des phénomènes physiologiques et curatifs différents.

Chacun de ces effets est sous la dépendance d'un courant particulier ; l'une et l'autre de ces électricités en possède plusieurs courants ayant chacun une action spéciale.

Parmi eux il en est deux capables d'agir heureusement sur le poumon malade et de le guérir.

Les courants d'induction ralentissent les battements du cœur ; l'expérience le prouve.

Par conséquent, dirigé sur un pneumogastrique altéré et

comprimé, congestionnant un poumon par accélération des battements du cœur, ainsi que je l'ai dit plus haut, ce courant détruira l'action morbide du nerf et l'organe battra moins vite ; ce ralentissement amènera la disparition de la congestion pulmonaire ; un vide se produisant dans les bronches et l'air ayant la possibilité de s'y précipiter, l'hématose recommencera.

Résultat final : *respiration plus facile.*

Là se borne l'action de ce courant ; il faut le surveiller très-attentivement, l'interrompre dès que l'effet est produit, et quand son influence diminue, le reprendre soit dans une même séance, soit dans des séances successives.

L'extra-courant inverse agit sur la fibre élastique des tissus de la vie organique, tels que poumon, cœur, vaisseaux, diaphragme.

Par son action on réveille la contractilité pulmonaire ; les stases sanguines disparaissent, les vésicules bronchiques, distendues par les crachats ou comprimées par l'infiltration tuberculeuse, reprennent peu à peu leur élasticité et deviennent capables d'expulser les mucosités et les tubercules ramollis qui les obstruent. A ce moment la circulation sanguine se rétablit ; le tubercule cru, frappé dans son évolution, reste dans le *statu quo.* L'activité circulatoire du tissu sain environnant l'use et le comburé ; il diminue de volume sous l'influence des mouvements respiratoires et des contractions pulmonaires ; il se densifie sans cesse jusqu'à ce que les éléments cellulaires qui le composent, triturés et déformés par ces pressions incessantes, altérés d'un autre côté dans leur composition chimique par l'afflux de l'oxygène de l'air et le torrent circulatoire, soient entraînés par l'air expiré et la circulation veineuse.

Le malade n'a plus d'étouffements, plus de toux, plus d'expectoration ; tous les symptômes de la maladie ont successivement disparu : l'embonpoint renaît, il respire. *Cet état n'est-il pas la santé ?*

Il ne reste plus qu'à mettre en jeu les masses musculaires du dos et de la poitrine. J'ai toujours réussi à provoquer leurs brusques contractions par les décharges obtenues au moyen de la bouteille de Leyde.

Ces mouvements d'inspiration et d'expiration forcées sont très-utiles sans doute ; mais les malades redoutent ces commotions énergiques, souvent même il les repoussent, et depuis longtemps je les ai abandonnées. J'ai rarement eu à les regretter ; les courants électriques me suffisent complétement.

Ces courants s'appliquent à l'aide de réophores garnis d'éponges mouillées, dirigés, le pôle négatif sur le cou au niveau du pneumogastrique, le pôle positif à la base de la poitrine, du même côté, au niveau des principaux points d'attache du diaphragme. Le poumon est ainsi traversé dans toute sa hauteur. Quand les lésions sont localisées au sommet de l'organe il est bon de diriger le courant directement d'avant en arrière, en agissant au-dessous de la clavicule et dans la fosse sus-épineuse.

Chaque électrisation doit avoir une durée variable suivant l'impression produite sur le malade, le degré de l'affection, l'intensité du courant ; c'est au médecin d'apprécier ces circonstances. En général, leur durée a varié de cinq à trente minutes, jamais plus longtemps. Elles doivent avoir lieu tous les jours.

Le traitement doit être continué plusieurs semaines.

C'est vers la dixième séance que le malade commence à ressentir les effets salutaires de cette thérapeutique ; ils vont s'accentuant peu à peu jusqu'au moment où ils sont définitifs.

Les premières applications d'électricité ont pour effet

d'augmenter l'expectoration. Au fur et à mesure que les crachats sont expulsés, elle diminue, et à la fin du premier mois
elle est presque nulle. En même temps la fièvre tombe, la
respiration étant possible l'hématose, peut s'accomplir et l'oppression n'empêche plus le malade de dormir. L'appétit renaît, les sueurs nocturnes disparaissent, le malade accuse un
mieux sensible et l'oreille le contrôle.

Cette amélioration générale se traduit par une augmentation de poids, le sujet engraisse ; certains d'entre eux ont
gagné jusqu'à 1200 grammes en une semaine, d'autres un
peu moins. Il est donc utile de déterminer au début du traitement le poids du malade.

Quelquefois, dans son impatience, il n'accuse pas une
grande amélioration, cependant la balance indiquant une
augmentation de poids, le médecin est fondé à lui affirmer
que son état marche vers une guérison sérieuse et complète.

CHAPITRE VII

Par le traitement que je viens de formuler la guérison de la phthisie est radicale ; voici pourquoi : Dans la respiration normale il n'y a peut-être pas le tiers du poumon qui soit en action ; ainsi des milliers de tubercules peuvent infiltrer cet organe sans qu'ils manifestent leur présence par de la gêne dans les respirations ordinaires. Ce n'est que dans les grandes inspirations, dans l'exercice, dans les bâillements, dans les efforts de la voix, dans le chant, dans tous les mouvements où l'action de la totalité des poumons est réclamée, que l'on s'aperçoit de l'existence d'une lésion de l'appareil respiratoire.

Il s'ensuit qu'un homme peut être privé de la moitié de ses poumons et vivre sans gêne, sans difficulté, aussi facilement que celui dont les poumons sont intacts ; il s'établit une respiration supplémentaire.

Chez un homme de petite taille la capacité totale du poumon varie de deux litres et demi à trois litres ; pour un sujet de moyenne stature elle est de trois litres en général, et ceux des hommes les plus grands peuvent renfermer jusqu'à quatre litres d'air.

Cependant, malgré ces différences notables, le volume d'air mis en circulation dans le poumon par un mouvement respiratoire normal, est en moyenne d'*un demi-litre* pour tous ; on l'appelle *capacité vitale du poumon*.

Cette indication m'a permis de diagnostiquer une lésion

pulmonaire grave chez des sujets qui ne présentaient aucun signe de maladie, alors que leur capacité vitale était inférieure à un tiers de litre.

L'électricité rétablit cette capacité vitale et permet de l'exagérer dans certains cas.

Ainsi l'action de chanter congestionne le poumon, de sorte qu'à un moment donné la respiration devient haletante, le chanteur, suffoqué, ne peut introduire dans son poumon une assez grande quantité d'air, il en résulte que, n'ayant plus assez de souffle pour faire vibrer le larynx et les cavités suspharyngées, le son y perd de son intensité et de sa hauteur, son échelle musicale se trouve raccourcie.

On remédie à cet accident en forçant les vésicules pulmonaires qui ne fonctionnaient pas à se déplisser par l'action du courant électrique, et le succès est presque immédiat.

J'ai la certitude que quelques esprits difficiles me demanderont si, après la guérison de la phthisie, le malade est désormais à l'abri de toute atteinte.

Ici se passe ce qui a lieu pour presque toutes les affections : il est évident qu'après avoir été guéri d'une bronchite ou d'une pneumonie, le malade sait très-bien qu'il pourra contracter encore, et plusieurs fois, ces mêmes affections, de même que son médecin n'a jamais supposé un instant que, par son traitement, le sujet était désormais à l'abri de toutes les circonstances atmosphériques capables de le rendre encore malade.

Il n'est donc pas raisonnable d'être plus exigeant à mon égard. La phthisie est une maladie autrement terrible que celles dont je viens de parler ; c'est déjà beaucoup que d'en débarrasser celui qui en est atteint, d'autant plus qu'à une nouvelle invasion on peut opposer le même traitement.

Je suis cependant en mesure de déclarer que je n'ai jamais encore constaté une nouvelle éclosion de tubercules chez les malades que j'ai eu l'occasion de soigner, et que je dois les regarder comme absolument guéris.

Enfin les plus belles théories médicales peuvent toujours être mises en doute si l'on ne cite des faits concluants à l'appui, ce qui m'engage à donner le détail de quelques observations prises dans ma pratique journalière.

Le premier malade est devenu phthisique par hérédité ; le second, au contraire, s'est trouvé tuberculeux consécutivement à une série de congestions pulmonaires ayant déterminé le ramollissement de l'organe. Le troisième cas se rapporte à une jeune femme devenue phthisique à la suite d'une grossesse. Enfin le quatrième fait est celui d'un homme atteint de pneumonie caséeuse et de suppuration de tout le poumon.

Première observation. — M. Danjou est âgé de vingt-cinq ans ; sa mère est morte phthisique alors qu'il était en bas âge. Pendant sa grossesse et lorsqu'elle allaitait son enfant, elle était atteinte de l'affection qui a causé sa mort. L'hérédité ne peut être mise en doute.

En avant et en arrière de chaque sommet pulmonaire, le malade porte de vastes dépôts de tubercules ramollis ; aucun des symptômes habituels de cette affection ne lui manque, et plusieurs confrères regardaient son état comme désespéré.

Son traitement a commencé en avril 1870, au mois de juin suivant tous les signes de cette affection avaient disparu.

Forcé de satisfaire à la loi militaire pendant la guerre, Danjou fît toute la campagne comme mobile, et malgré les fatigues, l'intempérie de l'air, les privations nombreuses qu'il supporta, sa santé ne subit aucune atteinte jusqu'au 1er septembre 1873.

Le jour de l'ouverture de la chasse, malgré une pluie torrentielle qui, toute la journée, tomba sans discontinuer,

Danjou n'hésita pas à se livrer à ce violent exercice ; mais le 3 se déclarait une pneumonie entraînant à sa suite les symptômes habituels de la phthisie. Huit électrisations suffirent pour débarrasser le malade.

En mai 1874 est survenue une autre poussée de tubercules : huit électrisations ont de nouveau guéri Danjou.

Tout fait espérer que la guérison s'établira d'une manière définitive ; la maladie a repris ce malade à la suite d'une imprudence capable d'ôter la vie à bien des gens, aussi n'accuse-t-il pas le traitement d'impuissance ; il est au contraire résolu à le réclamer s'il devient encore utile ; il aura bien raison.

Excellente sous tous les rapports, sa santé lui permet de vaquer à ses occupations.

Il lui manque un tiers de son poumon, mais la portion saine qu'il a conservée s'est déplissée pour combler les vides, de sorte qu'il ne lui reste aucune gêne dans la respiration.

Deuxième observation. — Il s'agit d'un homme âgé de quarante-deux ans. M. Huot est porteur de vastes cavernes situées dans les deux poumons ; il a eu de fréquentes hémoptysies qui dégénéraient en de véritables vomissements de sang de plus d'un litre à la fois. L'expectoration est très-abondante, mais la suppuration, plus considérable encore, ne laisse aucun espoir de sauver le malade, tombé dans le marasme ; deux confrères l'ont abandonné.

Le traitement commence en avril 1872 et dure deux mois.

La guérison est complète, elle s'est maintenue sans altération jusqu'à aujourd'hui.

Les poumons de Huot sont très-remarquables. Plus de la moitié de cet organe a disparu. Les cavernes vides sont béantes, quelques-unes pourraient contenir une noix. Après l'expectoration de la matière tuberculeuse, il s'est formé un tissu cicatriciel très-résistant, et comme il ne restait plus assez de parties saines pour combler les vides et en rapprocher les parois; ses poumons sont perforés en tous sens.

Le passage de l'air dans ces anfractuosités détermine les bruits les plus extraordinaires, et capables de frapper d'étonnement, mais il n'y a plus de gargouillements.

Huot se porte à ravir, il s'occupe très-activement toute la journée. Sauf une légère oppression très-éphémère, causée par le défaut de poumon, il pourrait douter d'avoir été tuberculeux.

Troisième observation. — C'est le cas d'une jeune femme de vingt-cinq ans, Mme Finhoël, devenue phthisique après une grossesse.

La grand'mère et la mère de cette personne ont succombé aux suites d'une affection pulmonaire chronique, la phthisie sans doute.

En juin 1870, sa maladie avait atteint sa dernière période, le sujet était d'une maigreur squelettique.

Électrisée en juin 1870, je fus au mois de juillet rappelé sous les drapeaux et ne pus continuer mes soins à cette intéressante malade; je partis la laissant à peu près guérie.

Lorsqu'elle revint me voir, un an après, en juin 1871, il me fut impossible de la reconnaître; elle était devenue obèse. Ainsi, malgré toutes les privations et les angoisses du siége de Paris, la guérison s'est faite, car son poumon fonctionnait assez bien; la nature n'a eu qu'à terminer le traitement.

Elle a perdu la moitié du poumon; les cavernes se sont rapprochées; mais comme il ne lui restait plus assez d'organe, les cellules pulmonaires par leur travail exagéré, sont devenues emphysémateuses, et distendues à l'excès.

Elle se porte à merveille.

Quatrième observation. — C'est l'histoire de M. Feuvrier, atteint de pneumonie caséeuse.

Les deux poumons sont infiltrés de tubercules et présentent

tous les signes de la maladie arrivée à ses dernières limites.
Il a épuisé toutes les ressources de la thérapeutique : en trois
mois, il a bu trente litres d'huile de fois de morue !

En août et septembre 1873, quarante séances ont raison
de cette maladie, dont il ne reste aucune trace.

Sa santé est parfaite; il a perdu environ un quart de son
poumon ; chez lui l'augmentation de poids était remarquable
du 11 au 24 août, elle a été de 1650 grammes; plus de
trois livres !

Avec une pareille activité d'assimilation, il ne faut pas
s'étonner de l'embonpoint rapide de ces malades.

Comme augmentation de poids extraordinaire, je citerai
le cas d'une jeune fille de vingt-quatre ans, Mlle B..., phthisique au deuxième degré, dont la mère, un frère et une sœur
étaient morts de cette maladie.

En 1870, pendant le premier mois de son traitement, son
poids augmente d'un kilogramme par semaine ; à ce moment,
les règles, supprimées depuis huit mois, firent leur apparition.

Je pourrais citer d'autres observations; mais celles-ci sont
plus que suffisantes, elles confirment les faits avancés.

CONCLUSIONS

Les exemples que j'ai rapportés, et qu'il m'est facile de multiplier encore, suffisent pour démontrer l'efficacité de mon traitement.

J'ai pris comme type l'affection la plus meurtrière de notre pays, celle qui nous a toujours résisté, et j'ai eu le bonheur d'en avoir raison.

Tout me prouve que je suis dans le vrai.

Malgré leur concision, les explications précédentes répondent aux objections les plus sérieuses ; la théorie qui leur sert de base repose sur des faits mathématiquement exacts : l'expérience les vérifie ; ils sont donc positifs, s'imposent avec autorité et il faut les admettre.

Non-seulement la phthisie, mais encore toutes les autres affections pulmonaires graves, caractérisées par l'obstruction de l'arbre bronchique et l'accumulation de mucosités plus ou moins épaisses dans les vésicules des poumons, seront traitées avec le même succès.

Ces affections, tout le monde les connaît, ce sont :

L'*asthme humide.*

La *bronchite chronique* des vieillards.

L'*emphysème pulmonaire.*

Les *pneumonies chroniques.*

Les *bronchites capillaires, suffocantes,* etc., en un mot toutes les maladies sérieuses dans lesquelles le poumon a perdu son élasticité, que la thérapeutique actuelle ne peut guérir et rarement améliorer.

Cette méthode remplit toutes les indications ; elle est applicable à tous les âges, à tous les sexes, à tous les tempéraments, à tous les degrés de la maladie.

Jamais les malades ne l'ont accusée d'avoir aggravé leur état : elle ne peut être nuisible.

Sa puissance s'arrête quand la totalité de l'appareil respiratoire est ramolli et suppure.

Le poumon n'existe plus alors et la vie est impossible.

Un jour viendra, j'en ai la conviction, où mes idées s'imposeront au monde médical ; mes confrères ne seront plus désarmés pour combattre la tuberculose, et dans une ville comme Paris, où se trouvent environ *cinquante mille* phthisiques, la statistique de la mortalité ne les comptera plus au nombre de onze pour cent sur ses tables de décès.

Cette récompense suffit à mon ambition.

TABLE DES MATIÈRES

1278 — Paris. Impr. A. DUTEMPLE, rue des Canettes, 7.

PARIS. — IMPRIMERIE A. DUTEMPLE

7, rue des Canettes, 7